Vasanti Suvarna
Pramila Chaubey
Mansi Chalke

Desenvolvimento de uma formulação antidiabética com ciclodextrinas

Vasanti Suvarna
Pramila Chaubey
Mansi Chalke

Desenvolvimento de uma formulação antidiabética com ciclodextrinas

ScienciaScripts

Imprint

Cover image: www.ingimage.com

This book is a translation from the original published under ISBN 978-620-2-02188-3.

Publisher:
Sciencia Scripts
is a trademark of
Dodo Books Indian Ocean Ltd. and OmniScriptum S.R.L publishing group

120 High Road, East Finchley, London, N2 9ED, United Kingdom
Str. Armeneasca 28/1, office 1, Chisinau MD-2012, Republic of Moldova, Europe
Printed at: see last page
ISBN: 978-620-7-88484-1

Desenvolvimento de uma formulação antidiabética utilizando a técnica de complexação com ciclodextrina

***Vasanti M. Suvarna, Mansi Chalke, Pramila Chaubey**

SVKM's Dr. Bhanuben Nanavati College of Pharmacy, V.L. Mehta Road, Vile Parle (West), Mumbai 400056, Maharashtra, Índia.

Endereço de correio eletrónico: vasanti.suvarna@bncp.ac.in

Contacto: +91-9769000615

Resumo

O objetivo da presente investigação foi melhorar a solubilidade e a dissolução da Nateglinida, um fármaco pouco solúvel em água, com ciclodextrina (CD). O sistema binário de Nateglinide com ciclodextrina foi preparado por diferentes técnicas. O diagrama de solubilidade de fase apresenta um tipo de isotérmica AL, que indica um aumento linear da solubilidade em função da ciclodextrina. Verificou-se que a taxa de dissolução era mais eficaz utilizando o método de complexação por secagem por pulverização em comparação com o método de mistura física e o método de complexação por amassadura. A formulação desenvolvida de nateglinida em comprimidos de ciclodextrina apresentou uma taxa de dissolução melhor do que a do produto comercializado. Foi desenvolvido um método UV adequado para o estudo da dissolução. Foi desenvolvido um método de HPLC para o ensaio da formulação optimizada.

ÍNDICE DE CONTEÚDOS

1. Introdução

A via oral é a via mais conveniente de administração de medicamentos. Embora sejam utilizadas diferentes vias de administração para a administração de medicamentos, a via oral continua a ser a via preferida. Atribui-se à via oral a aceitação pelos doentes, a dosagem exacta, a facilidade de administração, o método de fabrico rentável e, em geral, a melhoria da vida útil do produto. Anteriormente, os estudos de descoberta de medicamentos baseavam-se nos remédios tradicionais ou em descobertas fortuitas. Nas últimas décadas, tem havido uma procura de conceção e síntese racionais de fármacos devido ao aparecimento de novas doenças e ao desenvolvimento de resistência aos fármacos nos micróbios, tendo-se observado que a descoberta de fármacos e a química medicinal passaram da química húmida para a química combinatória e para o rastreio de elevado rendimento, o que resultou num aumento de fármacos pouco solúveis em água. Tem-se observado que as moléculas líderes descobertas utilizando estes rastreios são cada vez maiores e também mais lipofílicas. A melhoria da solubilidade e dos perfis de dissolução destas moléculas de fármacos lipofílicos sem alterar a estrutura molecular constitui um desafio particular para o desenvolvimento bem sucedido de produtos farmacêuticos. [1] Cerca de 70% dos novos candidatos a fármacos são pouco solúveis em água. Atualmente, cerca de 40% dos medicamentos orais de libertação imediata (IR) comercializados são lipofílicos e estão classificados como praticamente insolúveis[2] .

A fraca solubilidade tem limitado muitos agentes terapêuticos na exibição da resposta farmacológica desejada. Estes inconvenientes podem ser ultrapassados através do encapsulamento molecular do fármaco com ciclodextrina para formar um complexo que facilita a administração segura e eficiente dos fármacos[3-8] .

As ciclodextrinas (CDs) são moléculas cíclicas em forma de toro que têm uma superfície exterior hidrofílica e uma cavidade central lipofílica que pode acomodar uma variedade de fármacos lipofílicos[9] . Muitas alterações favoráveis nas propriedades físico-químicas do fármaco, como a solubilidade, a taxa de dissolução, a estabilidade e a biodisponibilidade, ocorrem devido à formação de complexos[10] .

A nateglinida (meglitinida), um fármaco pouco solúvel em água, pertencente à classe II da BCS, é um derivado da D-fenilalanina utilizado no tratamento da diabetes de tipo 2. As meglitinidas são fármacos de ação curta com uma ação semelhante à das sulfonilureias, mas com um início de ação e uma duração de ação mais curtos. Ajudam a diminuir o nível de glucose no sangue, estimulando a libertação de insulina no pâncreas[11,12] . Nos últimos anos, apesar do interesse crescente nos sistemas de libertação controlada de fármacos, os cientistas estão a prestar mais atenção ao desenvolvimento de formulações eficazes para os fármacos pouco solúveis, que se desintegram facilmente e dissolvem rapidamente as espécies activas no TGI para uma melhor biodisponibilidade. Assim, o objetivo do presente trabalho foi desenvolver uma formulação de comprimidos de ciclodextrina de nateglinida que mostrasse uma taxa de dissolução melhor do que a do produto comercializado e desenvolver um método de HPLC para o ensaio da formulação desenvolvida.

2. Materiais e métodos

2.1 Materiais

A nateglinida foi obtida como amostra de oferta da Glenmark ltd.India. O PVP-K30, a celulose microcristalina e a povidona cruzada foram obtidos da S.D. Fine Chemicals Limited. A HPβCD foi fornecida pela Gangwal chemicals como amostra de oferta. Acetonitrilo e metanol de grau HPLC foram adquiridos à S.D. Fines. Foi utilizada água de Milipore durante toda a experiência. O di-hidrogenofosfato de potássio e o HPBCD foram gentilmente fornecidos como amostra de oferta pela Gangwal chemicals.

2.2 Instrumentação

Espectroscopia de ultravioleta-visível: A SHIMADZU UV-1800 foi utilizada para a análise UV. O sistema de cromatografia líquida utilizado no presente estudo consistiu numa série Agilent Technologies 1260. O aparelho de dissolução do tipo pá USP tipo II foi utilizado para estudos de dissolução. O banho-maria com agitador orbital Electrolab, Índia, foi utilizado para os estudos de solubilidade. Perkin Elemer, Índia, foi utilizado para estudos de IV

2.3 Estudos de pré-formulação

2.3.1 Compatibilidade fármaco-excipiente

Verificar a compatibilidade do fármaco com os excipientes utilizados na formulação é o parâmetro mais importante no estudo da pré-formulação. A espetroscopia FTIR foi utilizada para verificar a compatibilidade do complexo binário de ciclodextrina com PVP K30, Crosspovidone, celulose microcristalina, que foi utilizado para a preparação de comprimidos de libertação imediata de Nateglinide. Os espectros obtidos a partir de estudos de espetroscopia de infravermelhos FT no comprimento de onda de 4000 cm^{-1} a 400 cm^{-1} . Não se verificou qualquer interferência entre o fármaco e os excipientes utilizados na formulação do comprimido.

2.3.2 Estudos de Solubilidade de Saturação

Foram efectuados estudos de solubilidade de saturação para medir a extensão da solubilidade da Nateglinida em vários solventes, tais como água, metanol, tampão HCl pH 1,2 e tampão fosfato pH 6,8. 10 ml dos respectivos solventes foram colocados em frascos cónicos individuais e foi adicionada uma quantidade excessiva de fármaco. Os frascos foram mantidos num agitador orbital controlado por termóstato a 25° C ± 0,5 °C durante 24 h. As amostras resultantes foram filtradas através de um filtro de seringa de 0,45 ML, diluídas adequadamente e a absorvância foi medida espectrofotometricamente.

2.3.3 Estudos de solubilidade de fases

Os estudos de solubilidade de fase foram efectuados em meios de dissolução, ou seja, em tampão HCl de pH 1,2, de acordo com o método ilustrado por Higuchi e Connors. Foram preparadas soluções de HPβCD de 3-15 ppm em tampão HCl de pH 1,2. Foram adicionados 10 mg de Nateglinide, pesados com exatidão, a 10 ml das respectivas soluções de HPβCD de várias concentrações, em frascos cónicos. Os frascos foram mantidos num agitador orbital controlado termostaticamente a 25 °C ± 0,5 °C durante 24 h. As amostras resultantes foram filtradas através de um filtro de seringa de 0,45 p, diluídas adequadamente e a absorvância foi medida espectrofotometricamente.

2.4 Preparação do complexo NAT-HPβCD

Foram utilizados três métodos diferentes para preparar os complexos NAT-HPβCD descritos a seguir:

2.4.1 Mistura física

Para a preparação de misturas físicas de NAT-HPβCD, NAT e HPβCD previamente peneirados (malha n.º 80) foram misturados uniformemente em proporção equimolar num almofariz. A mistura física NAT-HPβCD formada foi armazenada num exsicador até avaliação posterior.

2.4.2 Método de amassar

A NAT e a HPβCD previamente peneiradas foram misturadas num almofariz com etanol e água (1:1) até se obter uma pasta homogénea: A pasta obtida foi seca numa estufa a 45°C e, em seguida, passada através de um peneiro e armazenada num exsicador até avaliação posterior.

2.4.3 Método de secagem por pulverização

O complexo seco por pulverização foi preparado adicionando 20 ml de fase aquosa contendo HPβCD à fase orgânica contendo o medicamento. NAT: HPβCD foi utilizado numa proporção equimolar numa base estequiométrica. O complexo seco por pulverização foi armazenado num exsicador até avaliação posterior.

2.5 Avaliação do complexo NAT-HPβCD

2.5.1 Rendimento percentual

Os complexos preparados foram pesados com exatidão e o rendimento percentual foi calculado para todos os complexos utilizando a seguinte fórmula

Percentagem de rendimento= (a/b)*100

Onde, a=Rendimento prático e b=Rendimento teórico

2.5.2 Teor de droga em percentagem

Foram dissolvidos em metanol 50 mg de complexos NAT-HPβCD preparados, pesados com exatidão. O teor de fármaco foi determinado a 210 nm por espetrofotómetro UV.

2.5.3 Estudos de Solubilidade de Saturação

Uma quantidade excessiva de complexos NAT-HPβCD preparados foi adicionada a 10 ml de tampão HCl de pH 1,2 num frasco cónico. Os frascos foram mantidos num agitador de frascos orbitais controlado termostaticamente (Electrolab, Índia) a 25 °C durante 24 h. As soluções resultantes foram filtradas através de um filtro de seringa de 0,45 p, diluídas adequadamente e a absorvância foi medida espectrofotometricamente (SHIMADZU UV-1800) a 210 nm.

2.5.4 Estudos de dissolução *in vitro*

O complexo equivalente a 16 mg de fármaco foi introduzido numa cápsula (tamanho 0) utilizada para efetuar o estudo de dissolução no aparelho de dissolução USP TIPO II (método da pá). O teste de dissolução foi efectuado a 37°C ± 0,5°C em 900 ml de tampão HCl (pH 1,2) a 75 RPM. As amostras de 5 ml foram retiradas periodicamente e filtradas com papel de filtro Whatmann. A concentração do fármaco dissolvido foi determinada por espetrofotómetro UV a 210 nm.

2.5.5 Estudos de caraterização do complexo NAT-HPβCD

1. Espectroscopia de infravermelhos com transformada de Fourier (FTIR)

O espetro FTIR dos componentes individuais foi obtido (Perkin Elemer) utilizando o método do disco KBr. As amostras foram registadas na gama de números de onda de 4000-400 cm-1.

2. Calorimetria Exploratória Diferencial (DSC)

A análise DSC das amostras foi efectuada em (DSC app info/name) com um analisador térmico. O comportamento térmico das amostras foi investigado a uma velocidade de varrimento de 10° c/min na gama de temperaturas de 0-400° C sob atmosfera de azoto purgado.

3. Difração de raios X em pó (XRD)

Os padrões de difração de raios X em pó das amostras foram registados utilizando o filtro Kb, radiação Cu, uma tensão de 30 kV e uma corrente de 16 Ma. As amostras foram analisadas numa gama de 26 o de 5-70 o, com uma velocidade de varrimento de 1 oC/min.

2.6 Preparação do comprimido de libertação imediata do complexo NAT-HPβCD

O complexo NAT-HPβCD, que apresenta uma melhor taxa de dissolução, foi desejado para a formulação de comprimidos de libertação imediata. Foram preparados três lotes designados por C1, C2 e C3 com diferenças nas proporções dos ingredientes utilizados na formulação, como se mostra na tabela 1 .

Quadro 1. Ensaios de formulação

INGREDIENT	QUANTITY(mg/tablet)		
FORMULATION	C1	C2	C3
Spray drying complex containing 60 mg of Nateglinide	365	365	365
PVP-K-30	5	15	25
Cross Povidone	100	100	100
Microcrystalline cellulose	25	15	5
Talc	2.5	2.5	2.5
Magnesium Stearate	2.5	2.5	2.5
Total (mg)	500	500	500

Todos os materiais foram homogeneamente misturados em proporção geométrica durante 20 minutos e, subsequentemente, comprimidos num punção plano de 7 mm utilizando uma máquina de compressão de comprimidos. Os comprimidos foram avaliados quanto à dureza e aos estudos de dissolução utilizando um aparelho de teste de dureza (tipo) e um aparelho de dissolução USP tipo II.

2.5.6 Estudos de pré-compressão

1. Ângulo de repouso

É definido como o ângulo máximo possível entre a superfície de uma pilha de pó e o plano horizontal. O ângulo de repouso dos grânulos foi determinado pelo método do funil. A mistura de pó pesada com exatidão foi colocada no funil. A altura do funil foi ajustada de modo a que a ponta do funil tocasse apenas o ápice da mistura de pó. Deixou-se a mistura de pó fluir livremente através do funil para a superfície. Mediu-se o diâmetro do cone de pó e calculou-se o ângulo de repouso com a seguinte equação: $\theta = \tan^{-1} (h/r)$

Onde θ = ângulo de repouso; h = altura em cm; r = raio em cm. O ângulo de repouso tem sido utilizado para caraterizar as propriedades de escoamento dos sólidos. É uma caraterística relacionada com o atrito entre partículas ou com a resistência ao movimento entre partículas.

2. Densidade aparente

É a relação entre a massa total do pó e o volume aparente do pó. Pesar com exatidão 25 g de grânulos, que foram previamente passados por um peneiro de 22 # e transferidos para uma proveta graduada de 100 ml. Nivelar cuidadosamente o pó, sem o compactar, e ler o volume aparente não sedimentado. Calcular a densidade aparente em gm/ml através da seguinte fórmula. Densidade aparente = peso do pó / volume aparente. Db = V0 M M = massa do pó; V0 = volume aparente do pó.

3. Densidade de rosca

É o rácio entre a massa total de pó e o volume de pó recolhido Pesar com exatidão 25 g de grânulos, que foram previamente passados por um peneiro de 22# e transferidos para um cilindro graduado de 100 ml de um aparelho de medição da densidade com torneira, que foi operado durante um número fixo de torneiras até o volume do leito de pó atingir um mínimo, sendo assim calculado pela fórmula. Densidade na torneira = Peso do pó / Volume na torneira

Dt = (M) / (Vt)

M = massa do pó; Vt = volume do pó na torneira

4. Rácio de Hausner e índice de compressibilidade

O rácio de Hausner é um número que está correlacionado com a capacidade de fluxo de um pó.

Rácio de Hausner = Densidade de vazamento / Densidade a granel

Índice de Carr: É um teste simples para avaliar o BD e o TD de um pó e a velocidade a que foi compactado.

A fórmula do índice de Carr é a seguinte

Índice de compressibilidade = 100 x [(densidade na torneira - densidade a granel)/ densidade na torneira]

2.5.7 Estudos pós-compressão

1. Estudos de dissolução

Os estudos de dissolução foram efectuados utilizando o Aparelho de Dissolução-Tipo II a 75 RPM a 37±0,5°C. O complexo equivalente a 60 mg de Nateglinide pura foi pesado com precisão e o tampão HCl pH 1,2 foi utilizado como meio de dissolução. As alíquotas foram retiradas num intervalo de tempo específico. A solução resultante foi filtrada com papel de filtro Whatman e analisada pelo método U.V. desenvolvido. Foi substituído um volume igual de meio de dissolução após a retirada das alíquotas. O gráfico foi traçado em função do intervalo de tempo e da % de libertação do fármaco.

2. Variação de peso

Foram seleccionados 20 comprimidos e pesados colectiva e individualmente. A partir do peso coletivo, foi calculado o peso médio. O peso de cada comprimido foi então comparado com o peso médio para assegurar se estava ou não dentro dos limites permitidos. Não mais do que dois dos pesos individuais se desviaram do peso médio em mais de 7,5% para os comprimidos de 300 mg e nenhum em mais do dobro dessa percentagem.

Peso médio = peso de 20 comprimidos/20

% de variação de peso = [(peso médio - peso de cada comprimido) / Peso médio] x100

3. Percentagem de friabilidade

Este teste é efectuado para avaliar a capacidade dos comprimidos para resistir à abrasão na embalagem, manuseamento e transporte. Toma-se o peso inicial de 20 comprimidos e estes são colocados no Friabilator, rodando a 25 rpm durante 4 min. A diferença de peso é registada e expressa em percentagem. Esta deve situar-se, de preferência, entre 0,5 e 1,0%.

$\%Friabilidade = [(w_1 - w_2)/w_1] \times 100$

Onde, W_1 = peso dos comprimidos antes do ensaio, W_2 = peso dos comprimidos após o ensaio

4. Dureza do comprimido

A dureza do comprimido foi determinada utilizando o aparelho de teste de dureza Monsanto (n=3): o êmbolo inferior foi colocado em contacto com o comprimido e foi feita uma leitura zero. O êmbolo foi então forçado contra uma mola, rodando um parafuso roscado até à fratura do comprimido. À medida que a mola era comprimida, um ponteiro deslizava ao longo de um calibre no tambor para indicar a força.

5. Espessura do comprimido

A espessura dos comprimidos (n=3) foi determinada utilizando um compasso de Vernier

2.5.8 Ensaio

O ensaio do comprimido preparado do complexo NAT-HPβCD de libertação imediata foi realizado utilizando o método HPLC desenvolvido e validado que é descrito na secção 2.7.

2.7. DESENVOLVIMENTO DO MÉTODO UV

2.7.1. Preparação de curvas de calibração em vários sistemas de solventes

A curva de calibração da nateglinida em vários solventes foi preparada no método espetrofotométrico UV, como água destilada, metanol, tampão HCl pH 1,2, pH 6.8 Tampão fosfato.

i) Preparação da curva de calibração da nateglinida em água destilada

Foram pesados com exatidão 10 mg de Nateglinide e transferidos para um balão volumétrico de 10 ml e o volume foi completado com metanol. Foram preparadas soluções de trabalho adequadas a partir desta solução-mãe e diluídas com água destilada para obter séries de soluções de Nateglinide na gama de 5 µg/ml - 40 µg/ml. A absorvância de todas as soluções foi medida a 210 nm utilizando um espetrofotómetro de feixe duplo. O gráfico padrão da absorvância em função da concentração foi traçado como se mostra na figura 19.

ii) Preparação da curva de calibração da nateglinida em metanol destilado

Foram pesados com exatidão 10 mg de Nateglinide e transferidos para um balão volumétrico de 10 ml e o volume foi completado com metanol. Foram preparadas soluções de trabalho adequadas a partir desta solução-mãe e diluídas com metanol para obter séries de soluções de Nateglinide na gama de 5 µg/ml - 40 µg/ml. A absorvância de todas as soluções foi medida a 210 nm utilizando um espetrofotómetro de feixe duplo. O gráfico padrão da absorvância em função da concentração foi traçado como se mostra na figura 20.

iii) Preparação da curva de calibração da nateglinida em tampão HCl pH 1,2

Foram pesados com exatidão 10 mg de Nateglinide e transferidos para um balão volumétrico de 10 ml e o volume foi completado com metanol. Foram preparadas soluções de trabalho adequadas a partir desta solução-mãe e diluídas com tampão HCl pH 1,2 para obter séries de soluções de Nateglinide na gama de 5 µg/ml - 40 µg/ml. A absorvância de todas as soluções foi medida a 210 nm utilizando um espetrofotómetro de feixe duplo. O gráfico padrão da absorvância em função da concentração foi traçado como se mostra na figura 21.

iv) Preparação da curva de calibração da nateglinida em tampão fosfato pH 6,8

Foram pesados com exatidão 10 mg de Nateglinide e transferidos para um balão volumétrico de 10 ml e o volume foi completado com metanol. Foram preparadas soluções de trabalho adequadas a partir desta solução-mãe e diluídas com tampão fosfato pH 6,8 para obter séries de soluções de Nateglinide na gama de 5 µg/ml - 40 µg/ml. A absorvância de todas as soluções foi medida a 210 nm utilizando um espetrofotómetro de feixe duplo. O gráfico padrão da absorvância em função da concentração foi traçado como se mostra na figura 22.

2.7.2 Validação do método UV

A validação do método desenvolvido é de importância primordial antes de o utilizar para fins comerciais. Na validação, o método é verificado quanto à sua adequação, exatidão e reprodutibilidade. A Conferência Internacional sobre Harmonização (ICH) documentou determinadas regras/directrizes para a validação de métodos analíticos. [ICH Q2 (R1)]. A validação do método desempenha um papel muito importante na verificação da exatidão e da reprodutibilidade do método.

2.8 Desenvolvimento e validação de métodos de HPLC

Métodos-

Preparação da solução tampão de fosfato (pH 2)

Dissolver 0,136 g de di-hidrogenofosfato de potássio em 800 ml de água, filtrar através de um filtro de membrana de nylon de 0,45 µm e sonicar para desgaseificar. Ajustar o pH a 2 com ácido clorídrico e perfazer o volume até 1000 ml com água.

Preparação da fase móvel

O acetonitrilo e o tampão fosfato (pH 2) foram misturados numa proporção de 60:40 e submetidos a ultra-sons para desgaseificação.

Preparação da solução-mãe e da solução-amostra

Dissolveram-se 10 mg de nateglinida em 10 ml de metanol para preparar uma solução de reserva de 1000 ppm. Retirou-se 1 ml da solução de reserva e diluiu-se com a fase móvel até 10 pl para preparar uma solução de 100 ppm. Da mesma forma, foram preparadas soluções de 60ppm, 80ppm, 100ppm, 120ppm, 140ppm, 160ppm, 180ppm, 200 ppm e diluídas com a fase móvel.

Validação dos parâmetros do ensaio

O método HPLC desenvolvido foi validado e considerado em conformidade com as recomendações das directrizes ICH.

Linearidade

Numa série de 8 balões volumétricos, foram recolhidas quantidades variáveis de solução padrão e preparadas as várias concentrações de 60 ppm, 80 ppm, 100 ppm, 120 ppm, 140 ppm, 160 ppm, 180 ppm, 200 ppm e injectadas 10 pl para cada pico. A área do pico da solução foi registada a 210 nm. A área do pico versus concentração foi registada.

Precisão

A precisão do ensaio foi determinada por estudos de ensaio intra-dia, inter-dia e de repetibilidade. A precisão intra-dia foi efectuada estimando as respostas de correspondência seis vezes no mesmo dia com 100µg/ml e a precisão inter-dia estimando as respostas de correspondência seis vezes no dia seguinte com 100µg/ml.

Exatidão

A exatidão do método analítico é a proximidade entre os resultados do teste e o valor real. Os estudos de exatidão foram realizados com amostras contaminadas a 80%, 100% e 120%.

% de exatidão = (concentração observada / concentração nominal) X 100

Robustez

A robustez do método reflecte a fiabilidade da análise em relação a variações deliberadas dos parâmetros do método. Neste caso, o caudal e o pH do tampão foram alterados para valores inferiores e superiores ao valor real para verificar a alteração do tempo de retenção e da área do pico dentro dos limites. Os resultados foram verificados alterando os parâmetros numa solução de amostra de 100 µg/ml.

LOD

O limite de deteção é determinado pela análise de uma amostra de concentração conhecida da substância a analisar e pelo estabelecimento da concentração mínima à qual a substância a analisar pode ser detectada de forma fiável. O LOD foi calculado de acordo com a seguinte fórmula: LOD=3,3 (σ/S)

Onde, σ=desvio padrão médio das respostas

S= declive da curva de calibração

LOQ

O limite de deteção é determinado pela análise de uma amostra de concentração conhecida da substância a analisar e pelo estabelecimento da concentração mínima à qual a substância a analisar pode ser quantificada (LOQ). O LOQ foi calculado de acordo com a seguinte fórmula,

$LOQ=10\ (\sigma/S)$

Onde, σ=Desvio padrão médio das respostas

S=Slope da curva de calibração

Adequação do sistema

A adequação do sistema tem de ser efectuada para garantir que o método pode gerar resultados de exatidão e precisão aceitáveis. Os parâmetros de adequação do sistema foram avaliados por três réplicas de uma solução-padrão de nateglinida preparada de fresco.

2.9 Estudos de estabilidade do complexo optimizado e da formulação optimizada

Os estudos de estabilidade foram efectuados a 40°C ± 2°C /75%± 5% HR e em condições ambientais durante 3 meses. O complexo optimizado foi avaliado para verificar o teor de fármaco e a solubilidade de saturação. A formulação optimizada foi avaliada quanto ao aspeto físico, teor de fármaco, estudos de solubilidade de saturação, percentagem de friabilidade e estudos de dissolução *invitro*.

3 Resultados e discussão

3.1 Estudos de solubilidade de fase

A influência da HPβCD na solubilidade da NAT em tampão HCl pH 1,2 a 25⁰ C é apresentada na figura l. O diagrama de solubilidade de fase do fármaco com HPBCD em várias concentrações apresenta uma isotérmica do tipo AL (linear), que indica um aumento linear da solubilidade em função da ciclodextrina.

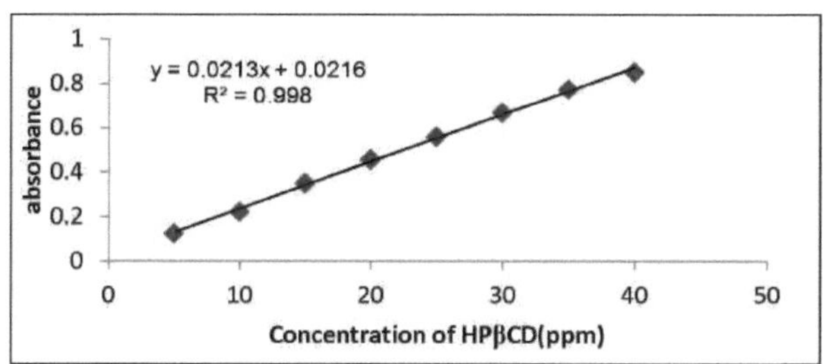

Figura 1. Estudos de solubilidade de fase

3.2 Estudos de rendimento percentual, teor percentual de fármaco e solubilidade de saturação

A percentagem de rendimento e o teor de fármaco do complexo preparado variam e são apresentados no quadro

2. O rendimento do complexo varia consoante o método de preparação e a concentração de ciclodextrina. A perda máxima de fármaco foi observada no complexo preparado pelo método de amassamento em comparação com outros métodos de complexação. Verificou-se que o rendimento percentual era máximo no complexo preparado por mistura física e observou-se uma perda máxima de rendimento no complexo seco por pulverização.

Quadro 2. Teor de droga em percentagem

Method of Complexation	Percent drug content	Percent yield
Physical mixing	99.04%	97.99%
Kneading method	95.84%	92.67%
Spray drying	98.72%	78.48%

Estudos de solubilidade de saturação

Os estudos de solubilidade de saturação foram efectuados em água e em tampão HCl de pH 1,2 para o fármaco e o complexo binário, utilizando o método do balão agitado.

Tabela 3. Estudos de solubilidade de saturação

Complex	Solubility in Water (mg/ml)	Solubility in pH 1.2 buffer (mg/ml)
Physical mixing	0.092	0.119
Kneading method	0.521	0.276
Spray drying method	0.749	1.391

O complexo de inclusão binário mostrou um aumento da solubilidade em comparação com o medicamento puro. O complexo de nateglinida seco por pulverização mostrou um aumento máximo da solubilidade do que outros métodos de complexação.

3.3 Estudos de dissolução *in vitro* do complexo NAT: HPβCD

Os perfis de dissolução dos sistemas binários NAT e NAT: HPβCD em tampão HCl de pH 1,2, em que os complexos binários mostraram uma melhoria da solubilidade em comparação com o fármaco puro, são apresentados na figura 2. O perfil de dissolução *invitro* do fármaco puro e dos complexos binários foi efectuado e ilustrado no gráfico da percentagem de libertação do fármaco em função do tempo.

Todos os sistemas binários apresentaram melhores propriedades de dissolução em relação à NAT isolada. Isto deve-se ao maior poder de amorfização, humidificação, solubilização e complexação da HPβCD no estado sólido em relação à NAT. A taxa de dissolução mais elevada foi observada na seguinte ordem Secagem por pulverização >Método de amassar>Mistura física.

Observou-se que a taxa de dissolução da NAT em mistura física era máxima, o que pode ser atribuído à ação de solubilização local do veículo no microambiente.

O complexo amassado mostrou um aumento ligeiramente superior ao da mistura física, o que resulta da interação limitada (contacto de superfície) entre o fármaco e a ciclodextrina durante a mistura física.

O aumento significativo da dissolução do fármaco observado no complexo seco por pulverização foi atribuído às propriedades tensioactivas da ciclodextrina, que reduz a tensão interfacial entre as partículas de fármaco insolúveis em água e o meio de dissolução.

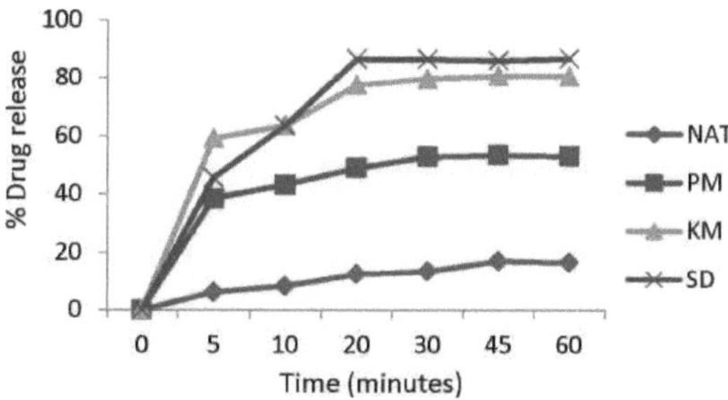

Figura 2. Estudos de libertação *in vitro*

NAT=Nateglinida, PM=Mistura física, KM=Método de amassar, SD=Método de complexação por secagem por pulverização.

Com base nos resultados, observou-se que o complexo seco por pulverização proporcionava uma taxa de dissolução máxima em comparação com outros complexos, tendo sido posteriormente utilizado para formular o complexo NAT-HPβCD de libertação imediata tai

3.4 Teste de dissolução *in vitro* para comprimidos de libertação imediata do complexo NAT-HPβCD e produto comercializado (Glinate 60 mg)

Os comprimidos de libertação imediata são preparados utilizando a crospovidona como superdesintegrante, a fim de obter a máxima libertação do fármaco dos comprimidos preparados. O PVP K 30 e a celulose microcristalina foram utilizados como aglutinante. Os lotes C1, C2 e C3 são preparados variando a concentração do polímero utilizado, como indicado na tabela anterior.

Verificou-se que a libertação do fármaco era máxima na formulação C3 devido à menor concentração de celulose microcristalina, uma vez que a MCC actua como um aglutinante seco. O estudo de dissolução do comprimido de Nateglinide comercializado (nome de marca-Glinate) foi efectuado no mesmo tampão.

O perfil de dissolução dos lotes de comprimidos preparados (C1, C2 e C3) com a formulação comercializada (M) foi comparado. (Figura 3)

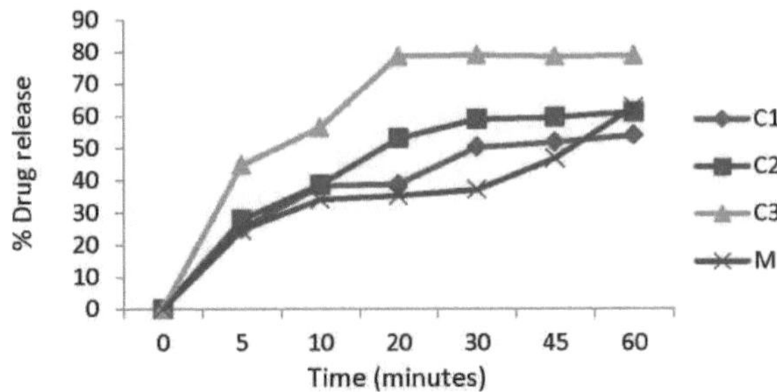

Figura 3. Estudos de libertação *in vitro* das formulações desenvolvidas e comercializadas

C1, C2, C3 são lotes preparados de comprimidos de libertação imediata de nateglinida e M representa a formulação comercializada.

A libertação de fármaco dos lotes de comprimidos preparados C1, C2, C3 foi de 25,05%, 27,88%, 44,75%, respetivamente, e a formulação comercializada mostrou 24,65% após 5 minutos de estudos de dissolução. Ao fim de 30 minutos de estudos de dissolução, verificou-se a libertação do fármaco, ou seja, 50,20%, 58,83%, 78,97% dos lotes C1, C2 e C3, respetivamente. A formulação comercializada apresentou 37,07% de libertação do fármaco ao fim de 30 minutos e 62,56% de libertação do fármaco ao fim de 60 minutos.

Acima de todas as formulações de lotes preparadas, C3 é o lote optimizado com uma libertação do fármaco de 78,79% após 30 minutos de estudos de dissolução, quando o aglutinante (MCC) foi tomado na proporção de 5 mg na composição do comprimido. Este facto pode ser atribuído à quantidade de aglutinante necessária para que a formulação do comprimido seja suficientemente forte para passar no teste de friabilidade. Além disso, a PVP cruzada 100 é responsável pela desintegração do comprimido e 78,79% da libertação do fármaco pode ser atribuída a esta concentração de PVP cruzada. A concentração do ingrediente diretamente compressível (ou seja, MCC), quando mantida a uma concentração baixa de 5 mg (1%), resultou numa libertação do fármaco de 78,79%, embora a concentração do ligante tenha sido mantida elevada. Os lotes C1 e C2 revelaram uma libertação reduzida após 30 minutos de estudos de dissolução devido à elevada concentração de MCC, que conduziu à dureza do comprimido. Além disso, a pesquisa bibliográfica indica que a MCC actua como um aglutinante seco, uma vez que melhora a compatibilidade, pelo que os lotes C1 e C2 apresentam uma libertação reduzida do fármaco devido à elevada concentração de MCC.

3.5 Avaliação físico-química

Seguem-se os resultados da avaliação dos parâmetros físico-químicos da mistura de pré-compressão.

3.5.1 Avaliação dos parâmetros físico-químicos da mistura de pré-compressão

O comprimido de libertação imediata de Nateglinide foi preparado pelo método de compressão direta. Antes de perfurar o comprimido, a mistura preparada foi avaliada em relação a vários parâmetros físico-químicos, tais como o ângulo de repouso, a densidade aparente, a densidade de batida, a % de compressibilidade e o rácio de Hausner.

Tabela 4. Parâmetros físico-químicos da mistura de pré-compressão

Batch Number	Angle of repose (θ)	Bulk density	Tapped density	% compressibility	Hausner's ratio
C1	22.67 ± 0.2	0.275 ± 0.36	0.29 ± 0.32	5.17 ± 0.03	1.05 ± 0.19
C2	17.95± 0.15	0.31 ± 0.12	0.32 ± 0.11	3.125± 0.25	1.03 ± 0.06
C3	20.02 ± 0.07	0.25 ± 0.21	0.27 ± 0.24	8 ± 0.37	1.08 ± 0.07

3.5.2.

Tabela 5. Parâmetros de avaliação físico-química dos comprimidos

Batch Number	Thickness (mm)	Weight variation (mg)	% friability	Hardness	% Drug content
C1	4.58 ± 0.03	481 ± 1.08	2.04 ± 0.2	2.56 ± 0.02	98.15 ± 0.38
C2	4.62 ± 0.57	489 ± 1.25	1.21 ± 0.47	2.34 ± 0.87	96.65 ± 0.08
C3	4.32 ± 0.09	498 ± 0.79	0.6 ± 0.56	2.21 ± 0.04	98.79 ± 0.19

3.6 Caracterização do estado sólido

3.6.1 Espectroscopia de infravermelhos com transformada de Fourier (FTIR)

Os espectros FTIR da nateglinida pura indicaram picos de absorção de 3303 cm^{-1} (N-H, estiramento), 2925,58 cm^{-1} (C-H, estiramento), 1740 cm^{-1} (C=O estiramento,

COOH), 1187,23 cm^{-1} (C-N estiramento, aromático), 1541 cm^{-1} (N-H flexão), 1145 cm^{-1}
(flexão CH3), 722,22 cm^{-1} (flexão C-H).

Os espectros FTIR do complexo binário preparado por mistura física indicaram picos de absorção que foram 3383 cm^{-1} (N-H, estiramento), 2930,24 cm^{-1} (C-H, estiramento), 1542,05 cm^{-1} (flexão N-H), 1155,90 cm^{-1} (flexão CH3).

Os espectros FTIR do complexo binário preparado pelo método de amassadura indicaram picos de absorção que foram 3400,83 cm^{-1} (N-H, estiramento), 2930 cm^{-1} (C-H, estiramento), 1716 cm^{-1} (C=O estiramento, COOH), 1542,04 cm^{-1} (N-H flexão).

Os espectros FTIR do complexo binário preparado pelo método de secagem por pulverização indicaram picos de absorção que foram 3391cm^{-1} (N-H, estiramento), 2930,02cm^{-1} (C-H, estiramento), 1727,93cm^{-1} (C=O estiramento, COOH), 1542,36cm^{-1} (N-H flexão), 1156,06cm^{-1} (CH3 flexão).

Do mesmo modo, os espectros HPBCD indicam picos como (estiramento O-H) a 3433 cm^{-1} , (estiramento C-H) a 2929,84 cm^{-1} , (estiramento C-O-C) a 1036 cm^{-1} .

O complexo binário preparado por mistura física indica picos como (estiramento O-H) a 3383,94 cm^{-1} , (estiramento C-H) a 2930,24 cm^{-1} , (estiramento C-O-C) a 1032,41 cm^{-1} .

O complexo binário preparado pelo método de amassadura indica picos como (estiramento O-H) a 3400,83 cm^{-1} , (estiramento C-H) a 2930,32 cm^{-1} , (estiramento C-O-C) a 1029,99 cm^{-1} .

O complexo binário preparado pelo método de secagem por pulverização indica picos como (estiramento O-H) a 3391,63 cm^{-1} , (estiramento C-H) a 2930,02 cm^{-1} , (estiramento C-O-C) a 1033,63 cm^{-1}

O estiramento N-H alterou-se ligeiramente nos complexos binários, indicando a formação de um complexo de inclusão entre o fármaco e a ciclodextrina. O alargamento, o achatamento e o desaparecimento dos picos indicam a formação de complexos, bem como a interação do grupo funcional principal do fármaco puro com o da ciclodextrina, o que resulta num aumento da solubilidade.

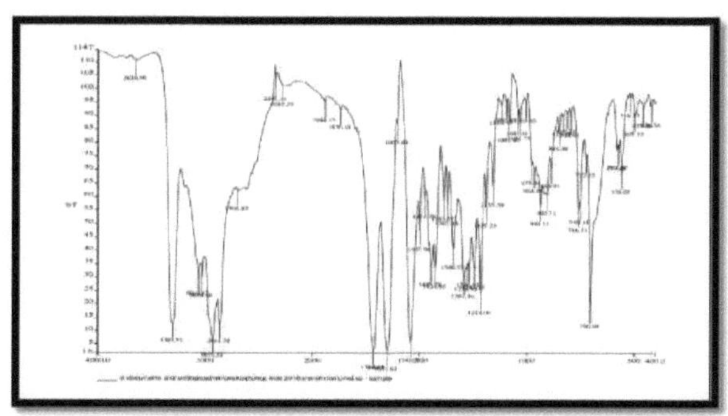

Figura 4. Espectro de infravermelhos da nateglinida

Tabela 6. Dados de IR da nateglinida

Functional group	Vibrational frequencies
N-H, stretch	3303 cm^{-1}
C-H, stretch	2925.58 cm^{-1}
C=O stretch, COOH	1740 cm^{-1}
C-N stretch, aromatic	1187.23 cm^{-1}
N-H bending	1541 cm^{-1}
CH3 bend	1145 cm^{-1}
C-H bending	722.22 cm^{-1}

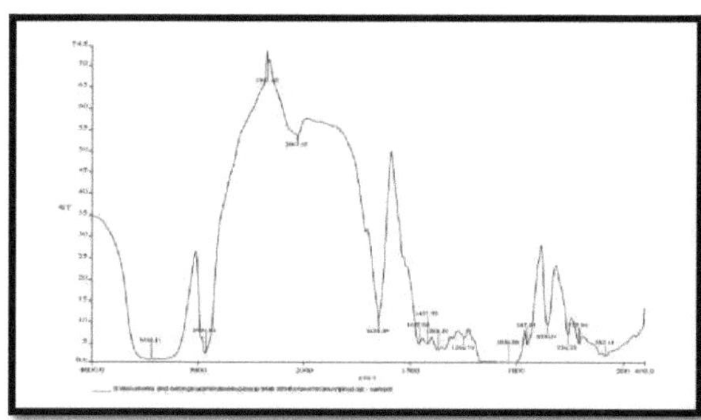

Figura 5. Espectro de IV do HPBCD

Tabela 7. Dados de IR do HPBCD

Functional group	Vibrational frequencies
O-H stretch	3600 cm^{-1}
C-H stretch)	2929.84 cm^{-1}
C-O-C stretch	1036 cm^{-1}

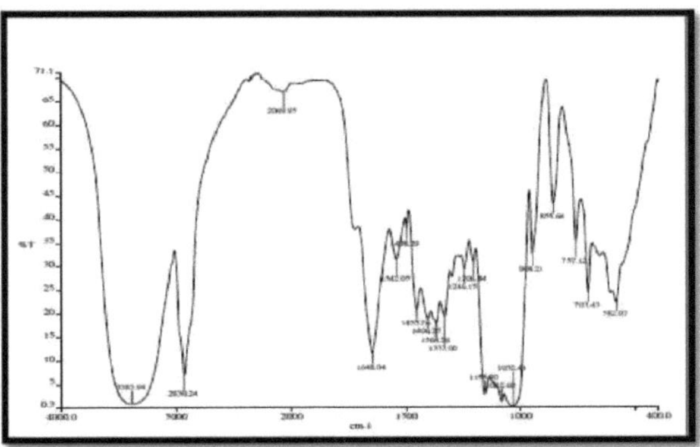

Figura 6. Espectro de infravermelhos PM NAT

Tabela 8. Espectro de infravermelhos da PM NAT

Functional group	Vibrational frequencies
N-H, stretch	3383 cm^{-1}
C-H, stretch	2930.24 cm^{-1}
N-H bending	1542.05 cm^{-1}
CH3 bend	1155.90 cm^{-1}

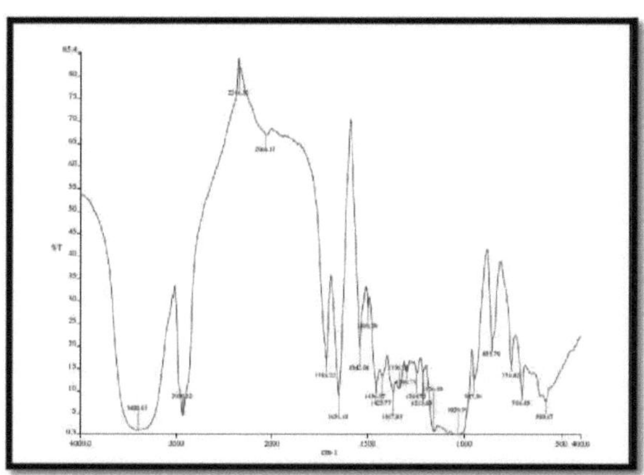

Figura 7. Espectro de IV do KM NAT

Quadro 9. Dados de IR do KM NAT

Functional group	Vibrational frequencies
N-H, stretch	3400.83 cm^{-1}
C-H, stretch	2930 cm^{-1}
C=O stretch, COOH	1716 cm^{-1}
N-H bending	1542.04 cm^{-1}

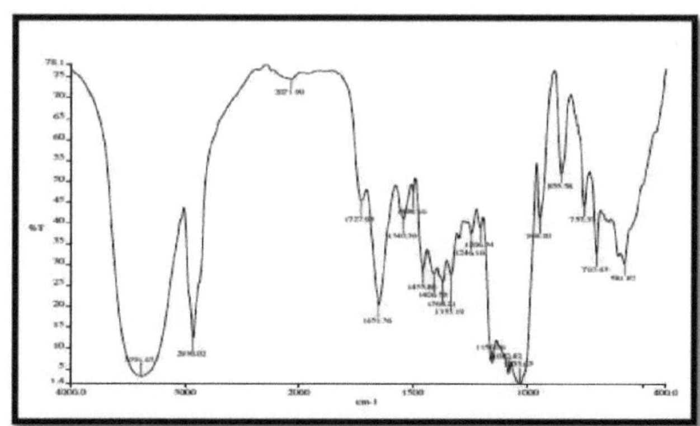

Figura 8. Espectro de infravermelhos SD NAT

Tabela 10. Espectro de IV SD NAT

Functional group	Vibrational frequencies
N-H, stretch	**3391 cm^{-1}**
C-H, stretch	**2930.02 cm^{-1}**
C=O stretch, COOH	**1727.93 cm^{-1}**
N-H bending	**1542.36 cm^{-1}**
CH3 bend	**1156.06 cm^{-1}**

3.6.2 Calorimetria Exploratória Diferencial (DSC)

A DSC é amplamente utilizada para a caraterização de complexos de fármacos no estado sólido e para confirmar a formação de complexos e compreender a compatibilidade da Nateglinida com excipientes (ou seja, HPBCD).

Os espectros DSC da nateglinida revelaram um pico a 140° C que corresponde ao seu ponto de fusão. Foi observada uma banda endotérmica larga a 84 °C para o HPBCD amorfo, que estava relacionada com a perda de moléculas de água. Para o complexo binário (NAT: HPBCD), verificou-se uma deslocação no termograma em comparação com o fármaco puro, o que indica perda de cristalinidade e aumento da natureza amorfa na matriz de HPBCD.

Quando todos os picos dos vários complexos foram comparados com os do medicamento puro, verificou-se que havia uma grande diferença no ponto de fusão e também na intensidade dos picos.

A alteração dos picos endotérmicos contribuiu para a perda de moléculas de água, para a formação de sais, para a redução da cristalinidade e para o aumento da natureza amorfa da amostra.

O desaparecimento do pico endotérmico da nateglinida em todos os complexos binários indica a formação de um complexo de inclusão.

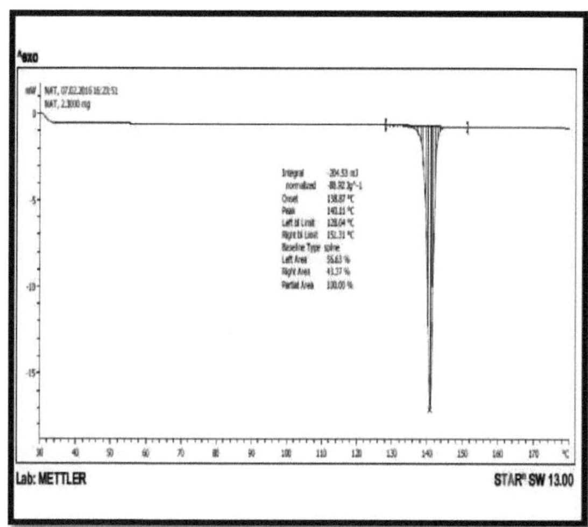

Figura 9. Curva DSC da Nateglinida pura

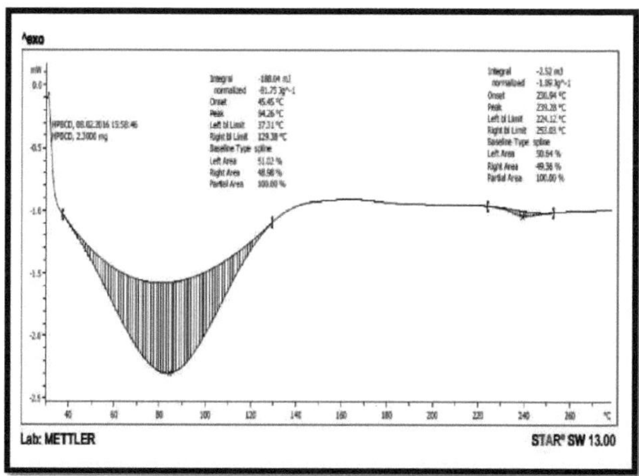

Figura 10. Curva DSC do HPBCD puro

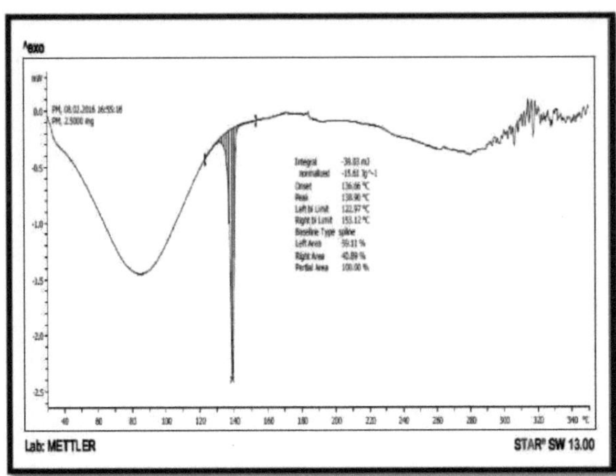

Figura 11. Curva DSC do complexo de mistura física binária

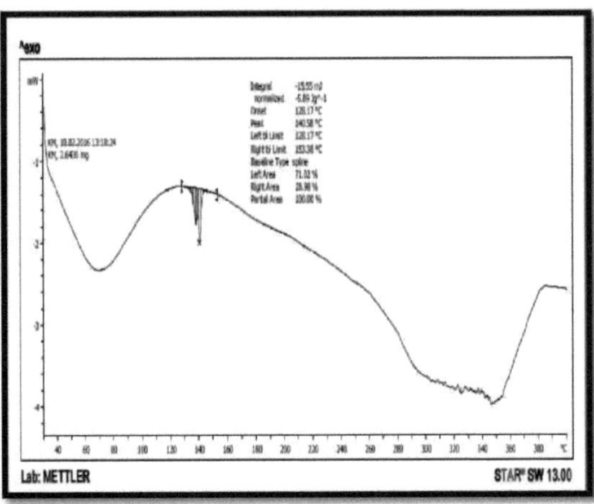

Figura 12. Curva DSC do complexo de amassadura binário

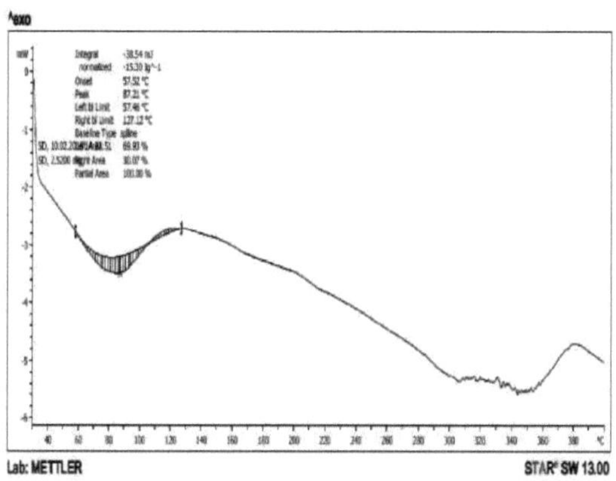

Figura 13. Curva DSC do complexo seco por pulverização

3.6.3 Difração de raios X em pó (XRD)

Estudos de difração de raios X realizados para identificar a estrutura atómica e molecular do cristal, em que os átomos cristalinos fazem com que um feixe de raios X incidente se difracte em muitas direcções específicas. Medindo o ângulo e as intensidades destes feixes difractados, o cristalógrafo pode produzir uma imagem tridimensional da densidade de electrões no interior do cristal.

A partir desta densidade eletrónica, podem ser determinadas as posições médias dos átomos no cristal, bem como as suas ligações químicas.

Os estudos de DRX dos complexos binários mostraram uma perda parcial da natureza cristalina do fármaco, o que pode dever-se à formação do complexo. O complexo binário de mistura física mostrou picos com intensidades aumentadas em comparação com outros complexos. Os complexos preparados pelas técnicas de amassamento, co-evaporação e secagem por pulverização mostram picos fundidos com diminuição da intensidade em comparação com o fármaco puro.

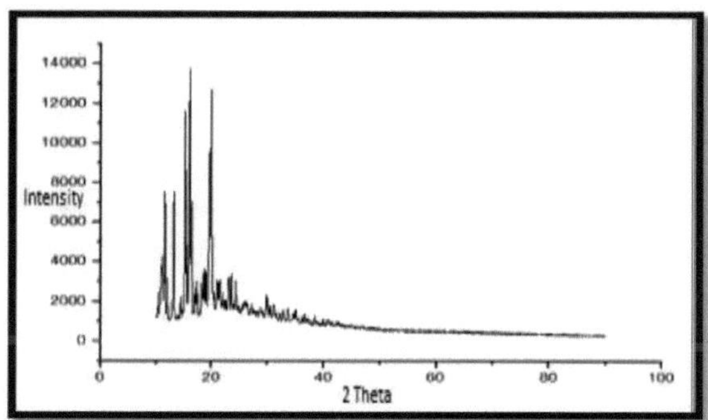

Figura 14. Gráfico de XRD da nateglinida

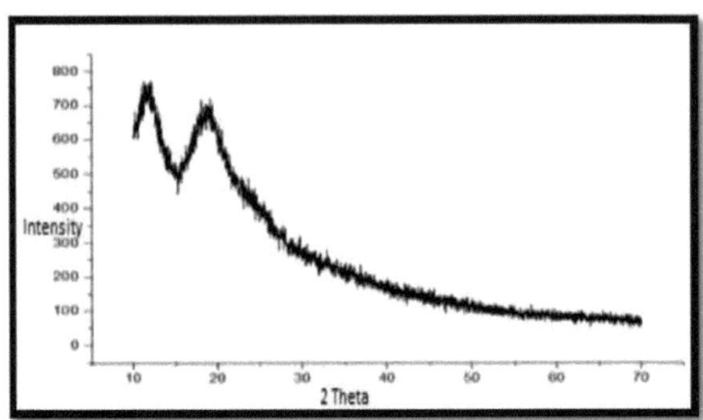

Figura 15. Gráfico XRD do HPBCD

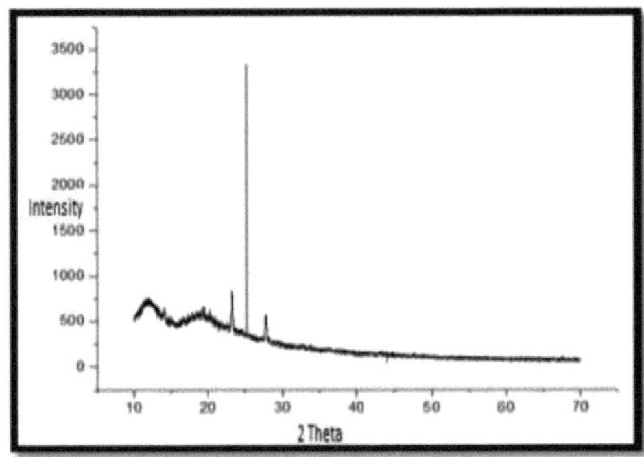

Figura 16. Gráfico XRD do complexo de mistura física binária

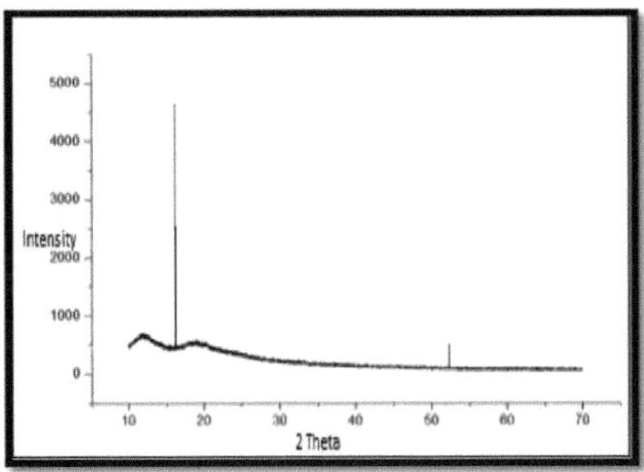

Figura 17. Gráfico XRD do complexo de misturas binárias para amassar

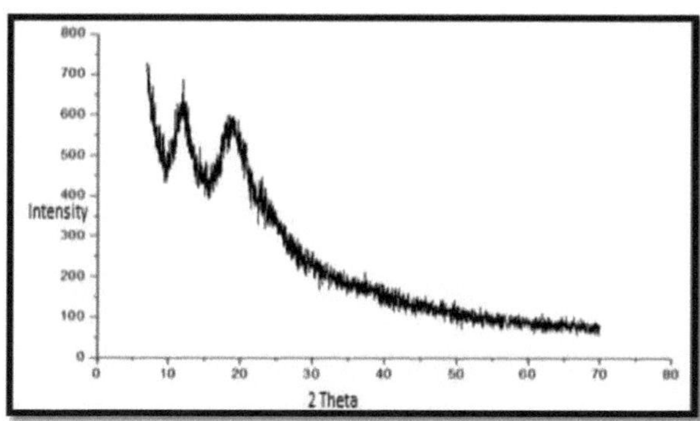

Figura 18. Gráfico XRD do complexo binário seco por pulverização

3.6.4 Ressonância magnética nuclear (RMN)

Foram efectuados estudos de RMN para confirmar a formação de um complexo de inclusão entre a nateglinida e os desvios HPβCD nos valores químicos, uma vez que os valores do desvio A são positivos. Assim, pode concluir-se que os protões H-2''', H-3''', H-2''', H-1 e H-3 sofreram alterações durante a complexação e podem ter contribuído para o aumento da solubilidade.

Tabela 11. Dados de RMN

Protons	Nateglinide	Binary Spray Dried Complex
H-2'''	**0.7**	**0.9**
H-3'''	**2.1**	**1.97**
H-2''	**8.8**	**7.8**
H-1	**7.2**	**7.0**
H-3	**12.6**	**- -**

3.7 Desenvolvimento e validação do método UV

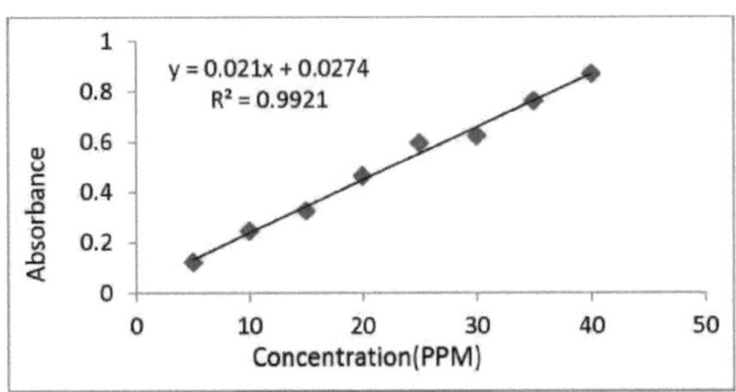

Figura 19. Curva de calibração da nateglinida em água destilada

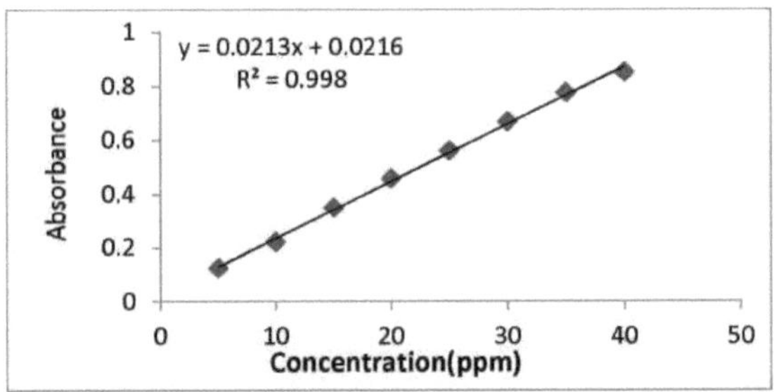

Figura 20. Curva de calibração da nateglinida em metanol

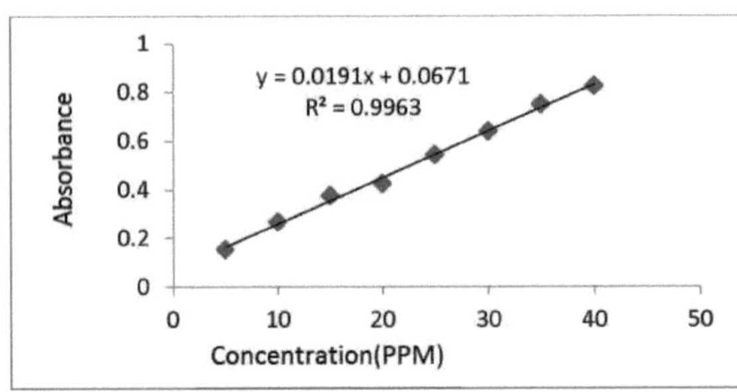

Figura 21. Curva de calibração da nateglinida em tampão HCl pH 1,2

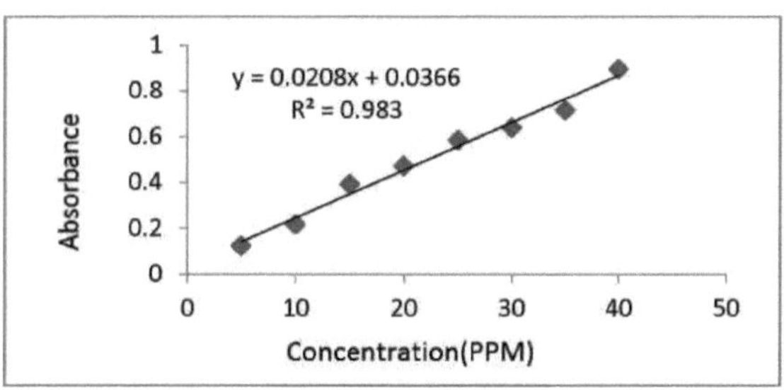

Figura 22. Curva de calibração da nateglinida em tampão fosfato pH 6,8

1. Exatidão

T able 12. Estudos de exatidão

	Trials	Amount of complex taken (mg)	Amount of drug present (mg) (i)	Amount of drug spiked (mg) (ii)	Total amount (mg) (i+ii) mean	Amount (mg) found (mean)	% Recovery
80%	20 ppm	100	16.4	13.12	29.52	28.73	97.32%
	20 ppm	100	16.4	13.12			
	20 ppm	100	16.4	13.12			
100%	25 ppm	100	16.4	16.4	32.8	32.27	98.38%
	25 ppm	100	16.4	16.4			
	25 ppm	100	16.4	16.4			
120%	30 ppm	100	16.4	19.68	36.08	35.89	99.47%
	30 ppm	100	16.4	19.68			
	30 ppm	100	16.4	19.68			

2. Precisão

Precisão inter-dia

Quadro 13. Estudos de precisão inter-dia

Absorbance	AVG	S.D	RSD
0.543	0.543	0.00057	0.106261
0.543			
0.544			

Precisão intradiária

Tabela 14. Estudos de precisão intradiária

Absorbance	**AVG**	**S.D**	**RSD**
0.543	0.543	0.001	0.184162
0.544			
0.542			

3. Repetibilidade

Tabela 15. Estudos de repetibilidade

Absorbance	**AVG**	**S.D**	**RSD**
0.544	0.543	0.000816	0.150275
0.542			
0.543			
0.544			
0.543			
0.544			

4. **LOD e LOQ**

Tabela 16. Estudos de LOD e LOQ

LOD	1.71 (µg/ml)
LOQ	5.18 (µg/ml)

5. **Especificidade**

O método U.V. desenvolvido revelou-se específico a 210 nm. Não foi detectada qualquer interferência do excipiente na absorvância do fármaco.

3.8 Desenvolvimento e validação do método HPLC

1) Seleção do comprimento de onda-210 nm

2) Cromatograma optimizado e respectivos parâmetros

Condições cromatográficas

Para resolver o API da Nateglinida, utilizaram-se misturas de fase móvel de acetonitrilo e tampão fosfato (pH 2).

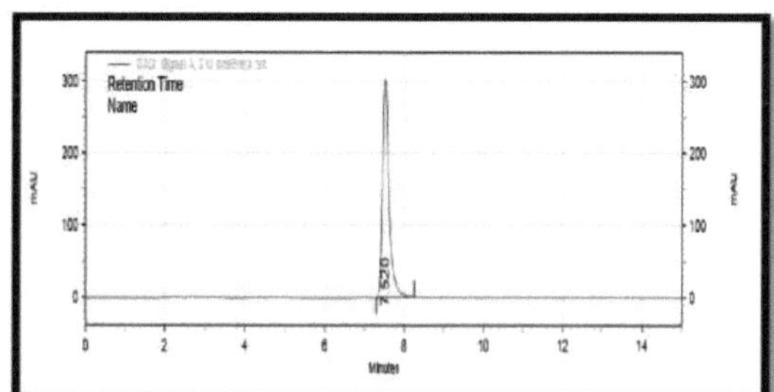

Figura 23. Um cromatograma típico da nateglinida em condições optimizadas

Tabela 17. Parâmetros de otimização

Parameters	**Conditions**
Instrument	Agilent 1260 series with PDA detector
Column	Princeton sphere C_{18}(250x4.6mm)
Mobile phase	Acetonitrile:Phosphate buffer(pH-2) (60:40% v/v)
Injection volume	20µl
Flow rate	1 ml/min
Wavelength	210 nm
Run time	15 min
Retention Time	7.5 min

Validação do método analítico da Nateglinide de acordo com as directrizes da ICH

Tabela 18. Parâmetros de validação

PARAMETER	NATEGLINIDE
System Suitability	RSD < 2 %
Linearity Range	60 PPM-200 PPM
Regression Equation	y = 73170x – 33970.
Correlation Coefficient (r^2)	0.995
Precision (%RSD) Intraday precision Inter day precision	 0.93 0.87
Accuracy	80%-99.03% 100 %-99.69% 120 %-100.2 %
LOD (µg/ml)	0.352(µg/ml)
LOQ (µg/ml)	1.069(µg/ml)

Especificidade

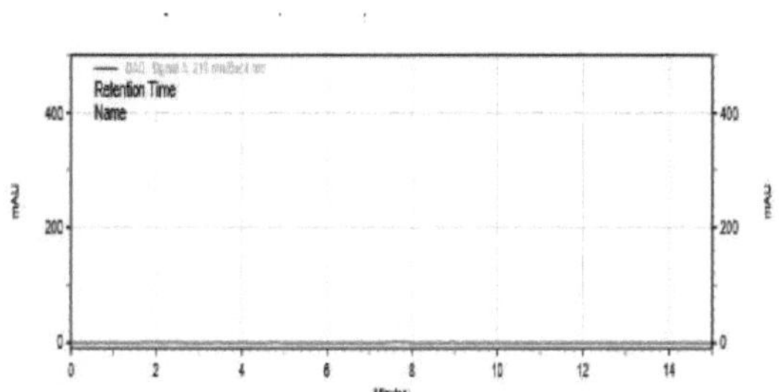

Figura 24. Um cromatograma típico de placebo

Adequação do sistema

Tabela 19. Adequação do sistema

Concentration (ppm)	Mean Area (mAU)	Retention Time(min)	Theoretical Plates	Asymmetry factor
100	7683536	7.55	10176.27	1.0962
100	7619234	7.6	10365.32	1.0753
100	7788716	7.59	9999.459	1.0924
100	7897026	7.57	10364.57	1.062
100	7495025	7.5	10457.21	1.0243
100	7674901	7.51	10354.11	1.0464
Average	7693073	7.553333	10286.16	1.077767
SD	138449.1	0.041312	167.6712	0.020326
RSD	1.79966	0.546935	1.630067	1.885974

Linearidade

A curva de calibração mostrou uma boa linearidade na gama de 60-200 g/ml com um coeficiente de correlação (R2) de 0,995. Uma curva de calibração típica tem a equação de regressão **y = 73170x - 33970**

Tabela 20. Dados de linearidade

Sr.No.	Concentration (µg/ml)	Peak Area Mean	Standard Deviation	% RSD
1	60 ppm	4661303	15737.79	0.337626
2	80 ppm	5694900	22634.26	0.397448
3	100 ppm	7205909	10204.75	0.141616
4	120 ppm	8593490	107554.5	1.251581
5	140 ppm	10178852	66161.73	0.649992

6	160 ppm	11687951	17125.98	0.146527
7	180 ppm	12811073	12366.35	0.096529
8	200 ppm	14991828	16287.63	0.108643

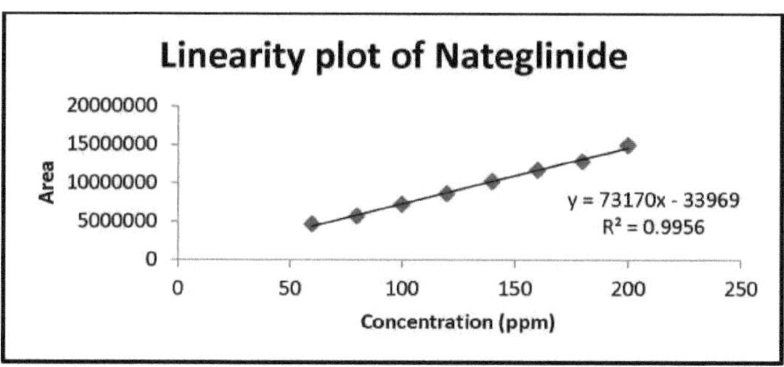

Figura 25. Gráfico de linearidade da nateglinida

Precisão

Precisão inter-dia

Quadro 21. Estudos de precisão entre dias

Area	Mean	SD	RSD
7761345	7735192	115653.7	1.49
7888650			
7950139			
7680544			
7433228			
7697247			

Precisão intradiária 1

Tabela 22. Precisão intradiária 1

Area	Mean	SD	RSD
7440091	7494390	70042.68	0.93
7643272			
7642288			

7329739			
7305431			
7605519			

Precisão intradiária 2

Tabela 23. Precisão intradiária 2

Area	Mean	SD	RSD
7586718	7501948	135580.8	1.80
7641091			
7624389			
7315250			
7384895			
7459348			

Exatidão

Tabela 24. Estudos de exatidão

Accuracy	Amount added	Amount gained	% Recovery	%Mean Recovery	Standard Deviation	% RSD
80%	180	178.96	99.42	99.03	0.0458	0.046
	180	178.84	99.35			
	180	176.98	98.32			
100%	200	199.28	99.64	99.69	0.439	0.444
	200	200.31	100.155			
	200	198.57	99.28			
120%	220	221.600	100.72	100.2	0.515	0.520
	220	219.32	99.69			
	220	220.43	100.19			

Robustez

1. Estudos de robustez através da variação do caudal

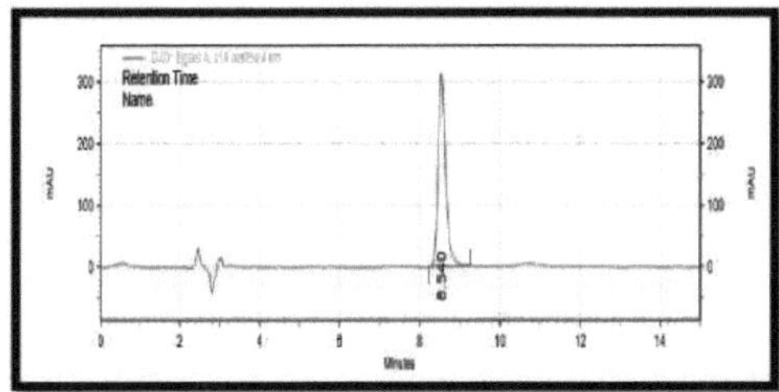

Figura 26. Um cromatograma típico de robustez com um caudal de 0,8 ml

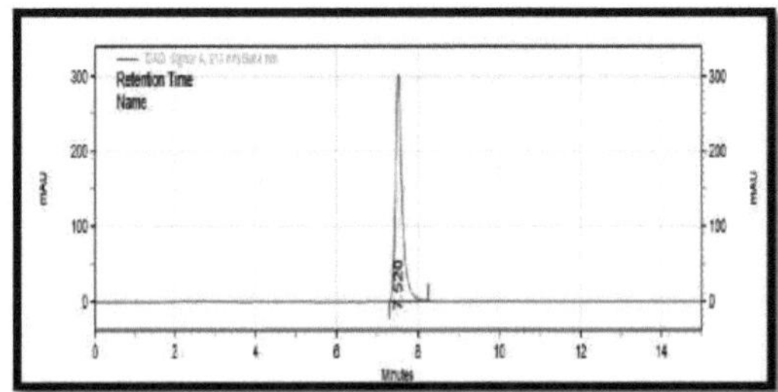

Figura 27. Um cromatograma típico de robustez com um caudal de 1 ml

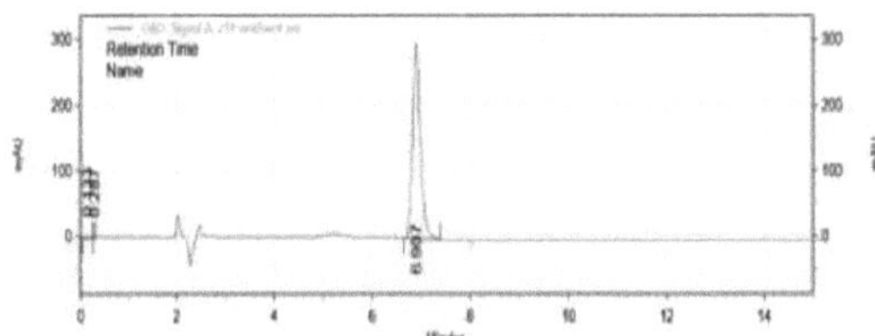

Figura 28. Um cromatograma típico de robustez com um caudal de 1,1 ml

Quadro 25. Estudos de robustez

Figure	Flow rate	Mean Retention Time	% RSD
1	0.8	8.5	0.233
2	1	7.5	0.874
3	1.1	6.9	0.195

2. Robustez por alteração do pH do tampão.

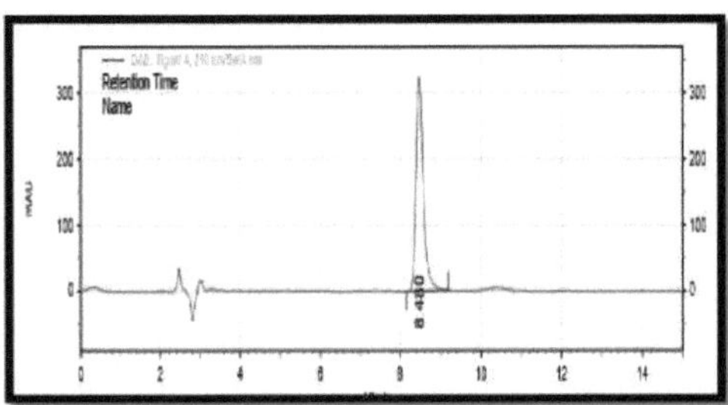

Figura 29. Um cromatograma típico de robustez a 1,8 pH tampão

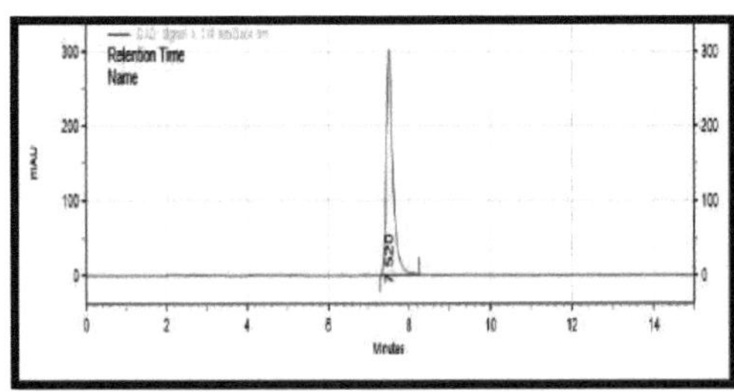

Figura 30. Um cromatograma típico de robustez a 2 pH tampão

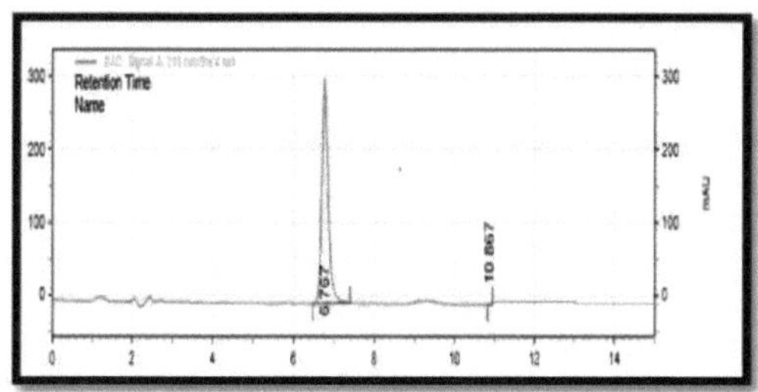

Figura 31. Um cromatograma típico de robustez a 2,2 pH tampão

Tabela 26. Robustez por alteração do pH do tampão

pH of buffer	Mean Retention Time	% RSD
1.8	8.4	0.476
2	7.5	0.098
2.2	6.7	0.247

LOD e LOQ

Tabela 27. LOD e LOQ

LOD (µg/ml)	0.352 µg/ml
LOQ(µg/ml)	1.069 µg/ml

3.7.3 Ensaio da formulação optimizada utilizando o método HPLC desenvolvido

O ensaio do comprimido de libertação imediata de nateglinida preparado foi efectuado utilizando um método de HPLC previamente desenvolvido e validado.

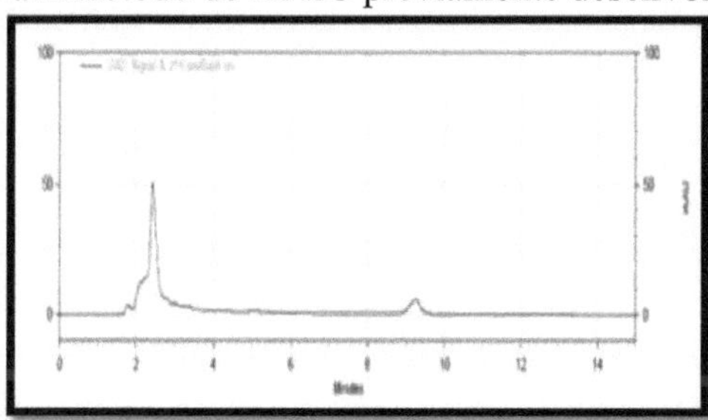

Figura 32. Um cromatograma típico de um comprimido de placebo

Não se observou qualquer interferência de qualquer excipiente utilizado na composição do comprimido na solução de mistura de comprimidos com placebo.

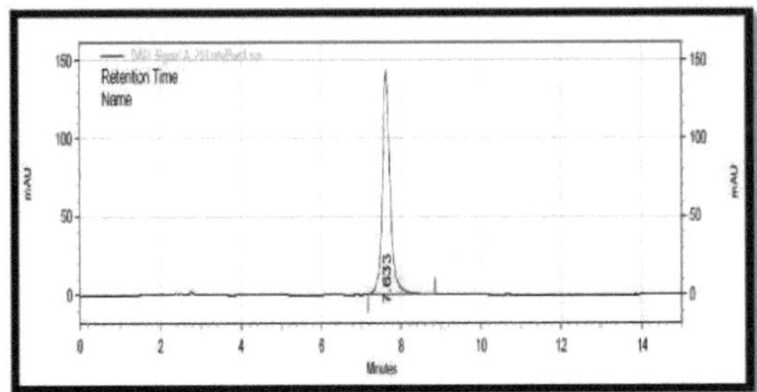

Figura 33. Um cromatograma típico do comprimido C3

Foi realizado o ensaio da solução de mistura do comprimido de libertação imediata preparado a partir do lote optimizado (i.e. C3). Foram preparadas diluições adequadas e foi aplicado o método de HPLC previamente desenvolvido. Não foi encontrada qualquer interferência de qualquer excipiente da composição do comprimido no tempo de retenção do fármaco. O tempo de retenção da Nateglinida foi de 7,760 minutos.

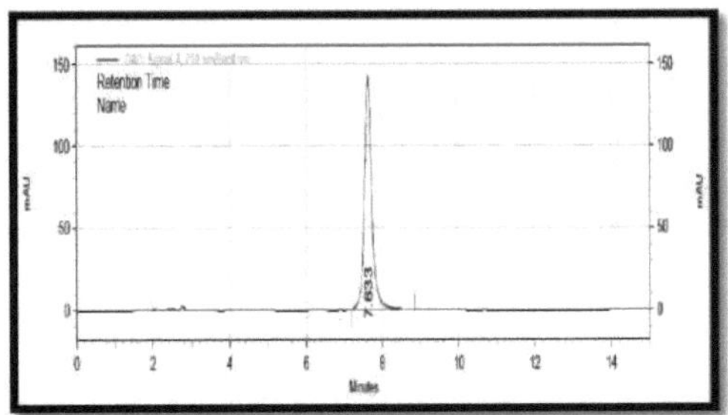

Figura 34. Cromatograma típico de Glinato

O método HPLC desenvolvido foi aplicado na formulação comercializada de comprimidos de Nateglinide com o nome comercial de GLINATE. A retenção foi de 7,633 minutos.

Exatidão

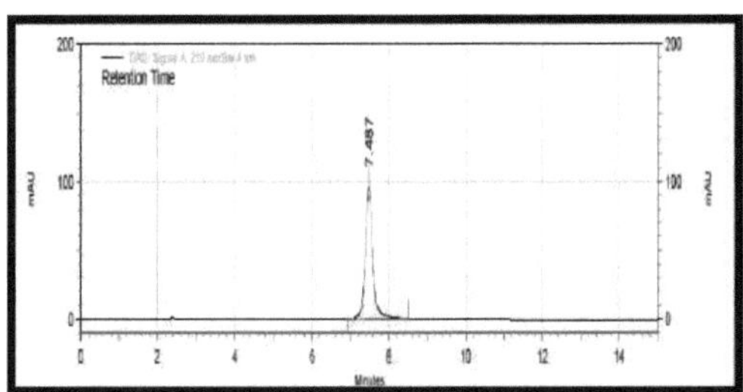

Figura 35. Cromatograma típico de estudos de exatidão ao nível de 80 %

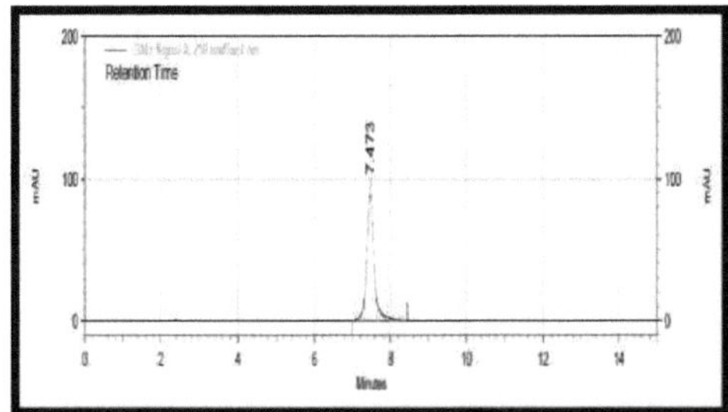

Figura 36. Cromatograma típico de estudos de exatidão ao nível de 100 %

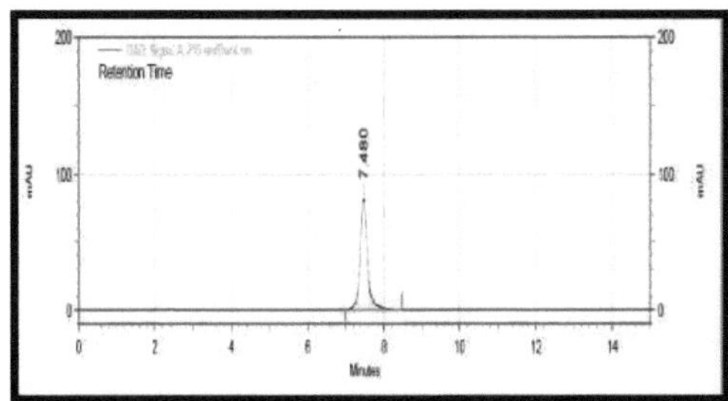

Figura 37. Um cromatograma típico de estudos de exatidão ao nível de 120 %

Estudos de exatidão de comprimidos preparados de libertação imediata de Nateglinide.

Tabela 28. Estudos de exatidão

Accuracy	Amount added	Amount gained	% Recovery	% Mean Recovery	Standard Deviation	% RSD
80 %	108	106.9	98.9	99.25	0.057	0.032
	108	107.4	99.44			
	108	107.3	99.35			
100 %	120	119.5	99.58	99.45	0.64	0.19
	120	119.08	99.23			
	120	119.45	99.54			
120 %	132	131.5	99.62	99.64	0.51	0.47
	132	131.44	99.57			
	132	131.67	99.75			

3.9. Estudos de estabilidade

Todos os complexos preparados foram avaliados e, com base nos resultados, verificou-se que o complexo preparado pela técnica de secagem por pulverização apresentou uma libertação máxima do fármaco do que os outros métodos de complexação. Por conseguinte, o complexo seco por pulverização foi submetido a estudos de estabilidade durante 3 meses. O estudo de estabilidade foi efectuado a 40°C± 2 e 75% ± 5% HR.

Estudos de estabilidade do complexo optimizado, i.e. Complexo Spray dried

i) Conteúdo do medicamento

O complexo seco por pulverização foi avaliado para determinar o teor de fármaco durante 3 meses com um intervalo de amostragem de 1 mês. A partir de todos estes resultados, verificou-se que o complexo preparado era estável a 40°C± 2°C e 75% ± 5% HR. O complexo foi verificado quanto ao aspeto físico e não se detectou qualquer descoloração ou odor desagradável.

Tabela 29. Teor do fármaco nos estudos de estabilidade

Sr.No.	1 month	2 month	3month
1.	98.51	98.25	98.16

ii) Estudos de saturação

Foram efectuados estudos de solubilidade de saturação para o complexo seco por pulverização para verificar a estabilidade e os resultados mostram que não houve alterações significativas na solubilidade do complexo em água destilada e em tampão HCl 1,2.

Tabela 30. Solubilidade de saturação em estudos de estabilidade

Sr. No.	1 month	2 month	3 month
Distilled water	0.732	0.728	0.719
1.2 HCl buffer	1.382	1.374	1.369

iii) Estudos de dissolução

Os estudos de dissolução *in vitro* foram realizados para o complexo seco por pulverização para cada um dos 3 meses e indicam que não foi encontrada nenhuma diferença significativa na libertação do medicamento do complexo.

Tabela 31. Estudos de dissolução *in vitro*

PERCENT RUG CONTENT			
Time (min)	1 MONTH	2 MONTH	3 MONTH
0	0	0	0
5	45.53	45.50	45.42
10	63.23	63.15	63.12
20	86.41	86.38	86.35
30	86.38	86.21	86.17
45	86.00	85.98	85.93
60	86.73	86.55	86.48

Estudos de estabilidade da formulação optimizada, ou seja, comprimido C3

i) Avaliação física

Quadro 32. Dados da avaliação física

Parameters	Time Interval (in months) 40°±20°C and 75±5% RH			
	Zero month	First month	Second month	Three month
Appearance (colour)	White	White	White	White
Weight (mg)	498	496	496	492
Hardness(kg/cm^2)	2.21	2.19	2.18	2.12
% Friability	0.6	0.58	0.52	0.51
Thickness (mm)	4.32	4.32	4.29	4.27
% Drug content	98.79	98.74	98.76	98.77

ii) Estudos de dissolução

Os comprimidos foram preparados pelo método de compressão direta utilizando povidona cruzada como superdesintegrante. As formulações Cl e C2 contêm mais quantidade de celulose microcristalina, pelo que ambas as formulações apresentaram menor libertação do fármaco em comparação com a formulação C3.

Tabela 33. Dados dos estudos de dissolução

PERCENT DRUG CONTENT			
Time (min)	1 MONTH	2 MONTH	3 MONTH
0	0	0	0
5	44.37	44.06	43.91
10	56.27	56.00	55.78
20	78.47	78.28	78.15
30	78.65	78.57	78.41
45	78.32	78.14	78.22
60	78.22	78.09	78.19

4. Conclusão

Na presente investigação, verificou-se uma melhoria significativa na solubilidade e libertação do fármaco da nateglinida através da formação de um complexo utilizando HPβCD. De todos os métodos de complexação utilizados, a secagem por pulverização mostrou uma libertação máxima do fármaco e um aumento da solubilidade da nateglinida. O comprimido de libertação imediata de nateglinida foi preparado utilizando um método optimizado de complexação, ou seja, um complexo seco por pulverização.

A povidona cruzada foi utilizada como superdesintegrante para conseguir a libertação imediata do fármaco do complexo. O ensaio foi efectuado para o comprimido de libertação imediata preparado utilizando o método HPLC previamente desenvolvido. Observou-se que não houve interferência da Nateglinide com o excipiente utilizado no comprimido.

Referências:

1. Florence, A.T.; Attwood, D. Physicochemical Principles of Pharmacy. Pharmaceutical Press. Londres, Reino Unido. 2006. quarta edição
2. Brown D. Unfinished business: target based drug discovery. Drug Discovery Today. 12: 1007-1012 (2007)
3. Aungst, B.J.: Novel Formulation Strategies for improving oral Bioavailability of Drugs with Poor Membrane Permeation or Presystemic Metabolism. J. Pharm. Sci. 82, 979-987 (1993)
4. Loftsson, T., Duchene, D.: Cyclodextrins and their pharmaceutical applications. Int. J. Pharm. 329, 1-11 (2007)
5. Duchene, D., Wouessidjewe, D.: Pharmaceutical and Medicinal Applications of Cyclodextrins, In: Dumi triu, S. (eds.) Polysaccharides in Medical Applications, pp. 572-602. Marcel Dekker, Nova Iorque (1996)
6. Uekama, K., Hirayama, F., Irie, T.: Cyclodextrin Drug Carrier Systems. Chem. Rev. 98, 2045-2076 (1998)
7. Rajewski, R.A., Stella, V.J.: Pharmaceutical Applications of Cyclodextrins, II: in vivo Drug Delivery. J. Pharm. Sci. 85, 1142- 1169 (1996)
8. Del Valle, E.M.: Cyclodextrins and Their Uses: A Review. Process Biochem. 39, 1033-1046 (2004)
9. Loftsson, T., Hreinsdottir, D., Masson, M.: A eficiência da complexação. J. Inclusion Phenom. Macrocycl. Chem. 57, 545-552 (2007)
10. Mura, P., Faucci, M.T., Bettinetti, G.P.: The influence of polyvinylpyrrolidone on naproxen complexation with hydroxypropyl-beta-cyclodextrin. Eur. J. Pharm. Sci. 13, 187-194 (2001)
11. United State Pharmacopoeia 28, National Formulary 23, The Official compendia of Standards, pp. 702. United States Pharmacopoeial Convection Inc., Rockville, Edição asiática (2005)
12. Associação Americana de Diabetes, Padrões de Cuidados Médicos em Diabetes - 2008, Diabetes Care, Suppl. 1, S12-54 (2008)

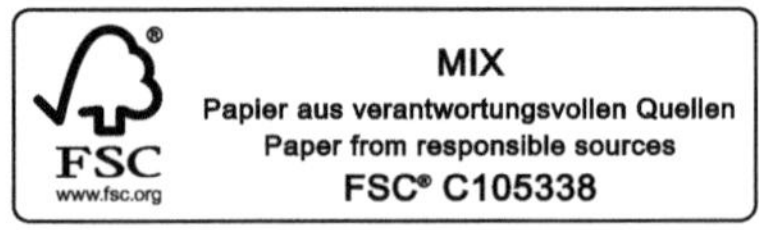

Printed by Books on Demand GmbH, Norderstedt / Germany